NOTES SUR LE SEL COMMUN

Le sel marin est une substance minérale tellement importante, d'un usage si général dans toutes les sociétés humaines, qu'il a sa place marquée partout, dans les arts, dans les sciences, dans l'industrie, dans l'agriculture.

Il n'est donc pas surprenant de rencontrer, à son propos, un certain conflit d'opinions souvent opposées. C'est pourquoi je me propose d'en faire ici une étude sommaire au point de vue de sa valeur comme condiment chez l'homme et chez les animaux, comme agent toxique et comme agent thérapeutique.

Ce sont là les points qui soulèvent des dissidences ; la chimie et la physique sont parfaitement d'accord sur son compte. La physiologie n'étant pas encore en état de faire sa partie dans le concert, je crois utile d'essayer au moins de mettre d'accord certaines notes. Puissé-je y réussir!

Je veux exprimer tout de suite un regret, c'est de n'avoir pas rencontré, dans l'excellent ouvrage de thérapeutique et de matière médicale de MM. Trousseau et Pidoux, le moindre petit chapitre à propos d'un agent si universel et si généralement employé dans tous les besoins de la vie.

Je vais commencer par relater d'abord les diverses opinions émises sur le sujet qui m'occupe. Je les rapprocherai ensuite, j'apporterai d'autres citations, d'autres expériences, d'autres opinions, et je m'efforcerai d'en faire jaillir quelque nouvel aperçu capable d'éclairer une question d'un si haut intérêt.

DU SEL ET DE LA SAUMURE.

« La saumure est le résidu qui provient de la salaison des

viandes et des poissons. Elle est le résultat de l'action que le chlorure de sodium exerce sur les viandes et de la dissolution de ce sel par l'eau ou la sérosité que ces viandes abandonnent. La quantité de sel employée pour la salaison varie suivant les espèces de viande et suivant les habitudes locales. Elle est, en France, de 10 pour 100 pour la viande de porc.

« Les habitants des pays pauvres font usage de la saumure comme succédané du sel de cuisine : les aliments du porc, de la volaille, les provendes du gros et du petit bétail, sont souvent mélangés avec la saumure ou arrosés avec ce liquide. Ils en font aussi une sorte de panacée universelle pour les maladies des animaux.

« M. Raynal, chef de clinique à l'école vétérinaire d'Alfort, a entrepris, sur l'action de la saumure, soit comme condiment, soit comme remède, des expériences qui lui ont fourni les conclusions suivantes :

« La saumure, trois ou quatre mois après sa préparation, contracte des propriétés toxiques. En moyenne, à la dose de deux litres pour le cheval, d'un demi-litre pour le porc et de deux décilitres pour le chien, la saumure produit l'empoisonnement ; à des doses bien moins élevées, elle provoque le vomissement chez le chien et le porc. Enfin, l'emploi de cette substance mélangée aux aliments, continué pendant quelque temps, même en petite quantité, peut occasionner la mort.

« Pour combattre les accidents d'intoxication déterminés par la saumure, M. Raynal conseille l'emploi des moyens thérapeutiques suivants, qu'il a essayés expérimentalement sur les chevaux : 1° saignées générales pour dégager le système veineux ; 2° décoction concentrée de graine de lin, additionnée de nitre ; 3° boissons acidules ; 4° réfrigérants sur le front ; 5° applications sinapisées sur divers points de la surface cutanée. » (*Revue de thérapeutique médico-chirurgicale*, juin 1855.)

Action du sel marin et de la saumure sur l'économie, par M. A. Goubaud.

« Ces recherches expérimentales, mises en regard des faits observés par divers praticiens sur la plupart des espèces domes-

NOTES

SUR

LE SEL COMMUN

(NATRUM MURIATICUM, CHLORURE DE SODIUM).

PAR

LE DOCTEUR LEBOUCHER

SECRÉTAIRE ADJOINT DE LA SOCIÉTÉ GALLICANE DE MÉDECINE HOMŒOPATHIQUE DE PARIS,
MEMBRE DE LA COMMISSION CENTRALE HOMŒOPATHIQUE,
MEMBRE CORRESPONDANT ÉTRANGER DE LA SOCIÉTÉ HAHNEMANNIENNE DE MADRID,
DE L'ACADÉMIE HOMŒOPATHIQUE D'ESPAGNE, ETC.

PARIS

CHEZ J.-B. BAILLIÈRE et FILS
LIBRAIRES DE L'ACADÉMIE IMPÉRIALE DE MÉDECINE
RUE HAUTEFEUILLE, 19.
A LONDRES, CHEZ H. BAILLIÈRE, 219, REGENT-STREET.
A NEW-YORK, CHEZ H. BAILLIÈRE, 290, BROADWAY.
A MADRID, CHEZ BAILLY-BAILLIÈRE, 11, CALLE DEL PRINCIPE.

1857

tiques, peuvent se résumer dans les propositions qui suivent :

« Le sel marin, administré par les voies digestives au delà d'une certaine dose, devient manifestement toxique. Cette dose varie un peu suivant les animaux et l'état de vacuité ou de plénitude de l'appareil gastro-intestinal.

« La première action du sel marin ingéré dans les voies digestives est semblable à celle des émétiques.

« Les effets qui se manifestent en second lieu montrent que le sel agit comme drastique, avec une énergie proportionnelle à ses doses.

« Des phénomènes généraux très-remarquables se développent parallèlement et consécutivement aux troubles des fonctions digestives. L'animal éprouve habituellement une vive excitation, des convulsions ou des tremblements épileptiformes, et au bout d'un certain temps il tombe dans un état de stupeur, de prostration, où il reste plongé jusqu'au moment de la mort.

« A l'autopsie, on trouve l'intestin plein de mucosités, souvent sanguinolentes. La muqueuse gastro-intestinale est vivement mais irrégulièrement enflammée dans toute son étendue, il y a fréquemment un peu d'irritation à la muqueuse de la vessie et à celle du bassinet, et, du côté du système nerveux, de l'injection à la pie-mère, des ecchymoses diffuses à la surface du cervelet et des hémisphères cérébraux.

« En comparant le sel marin à la saumure, sous le triple rapport de l'action que ces substances exercent sur l'appareil digestif, de leurs effets généraux et des lésions matérielles qui se développent à la suite de leur administration, on s'assure que la saumure agit à la manière du sel et par le sel qu'elle tient en dissolution. Les propriétés toxiques spéciales attribuées à la saumure sont donc purement fictives ; ses propriétés sont celles du sel marin lui-même. Ainsi il n'y a pas de raison de proscrire l'usage de la saumure, soit à titre de condiment, soit à celui de médicament stimulant. Toutes les précautions à prendre pour prévenir les mauvais effets de ces deux composés consistent à en régler les doses d'après les données de l'expérimentation et en se guidant sur l'instinct de chaque espèce. »
(*Revue de thérapeutique médico-chirurgicale*, août 1856.)

Ici, comme toujours quand il s'agit de l'allopathie, nous re-
trouvons Hippocrate disant *oui*, Galien disant *non*. Mais qu'im-
porte, si du choc des opinions doit jaillir la lumière? Si
MM. nos honorables adversaires n'avaient pas une si profonde
horreur de l'homœopathie, ils auraient depuis longtemps trouvé
tout instruit et tout jugé le procès qui tient encore à cette
heure, pour eux, l'opinion en suspens. Disons tout de suite,
cependant, que nous nous rangeons entièrement à l'opinion de
M. A. Goubaud. D'abord, parce que s'il pouvait être vrai que
la saumure doit être éloignée de la consommation comme agent
toxique, il est évident que les accidents, quelquefois à tort ou
à raison, mis sur son compte, devraient être d'une très-grande
fréquence, vu l'emploi si considérable et si général qui en est
fait. Ensuite, parce qu'il est tout aussi raisonnable de mettre
les accidents dont on s'est plaint sur le compte de l'abus et
peut-être quelquefois aussi sur la qualité du sel employé. Il fut
une époque où il était si souvent frelaté ! Nous ne parlons pas
du temps actuel, où le commerce est généralement si honnête!
Mais passons, car l'épisode serait beaucoup plus long que le
sujet principal.

Si la saumure n'est pas plus coupable que le sel, cela ne
veut pas dire que celui-ci soit lui-même innocent. Il est utile
et agréable comme condiment, mais c'est à la condition d'y
mettre de la sobriété.

Quoi qu'il en soit, je suis heureux de mettre ces deux pas-
sages sous les yeux de nos lecteurs. Ils y verront que tous les
travaux de l'école allopathique relatifs aux médicaments, ou
bien aux substances toxiques, quand ils sont faits du point de
vue d'une expérimentation logique, semblent converger tous,
à leur insu, vers un même but : la confirmation de la doctrine
homœopathique. Nous en trouverons ici de nombreuses
preuves.

Sans plus se rendre compte de son mode d'action que de
celui de la plupart, soyons plus exact, que de celui de tous
les médicaments qu'elle emploie, l'ancienne médecine a essayé
le sel de cuisine comme médicament dans une infinité de cas.

D'abord, et depuis bien longtemps, on le dépose, à titre

d'excitant, aux deux extrémités du tube digestif, dans la bouche et dans le rectum, dans différentes affections, dans la paralysie, dans l'asphyxie, dans la constipation..., dans une foule de circonstances plus ou moins graves, plus ou moins variées. Ensuite, en collyre contre la *kératite ulcéreuse chronique*, contre la fièvre intermittente, tout le monde le sait; puis, contre l'ivresse, contre quelques affections gastriques et intestinales, contre les anorexies dans certaines tuberculisations, contre les ophthalmies chroniques, contre le choléra.

Probablement, ou plutôt certainement, nous avons oublié quelques-unes des applications allopathiques du sel, mais ce que nous venons de relater suffit amplement à notre but.

Depuis quelques années on a aussi fait entrer le sel dans l'alimentation des chevaux et de plusieurs espèces bovines, et il paraît que les agriculteurs s'en trouvent aussi bien que leurs animaux.

Telle n'est pourtant pas l'opinion de la commission nommée par ordre du ministre, pour s'occuper de la recherche de l'utilité du sel pour les chevaux de l'armée. Voici le résumé de ses conclusions ; les observations et les expériences sur l'emploi du sel marin dans la ration journalière des chevaux de l'armée ont duré deux ans. « Il est, dit la commission, désormais démontré que le sel marin, introduit dans le régime alimentaire, n'apporte aucun avantage pour la santé des chevaux ; qu'il n'est point un préservatif des maladies, et spécialement de la morve aiguë ou chronique, du farcin, etc. Il en est de même de l'influence du sel pour le rétablissement de l'embonpoint chez les animaux maigres. Les expériences prouvent d'une manière incontestable que le sel n'a aucune action appréciable à cet égard.

« La commission a également constaté que l'emploi du sel marin à très-haute dose n'a pas d'influence nuisible sur les chevaux. Cette substance traverse l'économie, s'échappe avec l'urine, dont elle augmente l'urée.

« Les études sur la digestion chez le cheval ont été continuées particulièrement au point de vue de l'influence du mouvement ou du repos sur cette importante fonction. Jusqu'ici nous avons acquis la certitude, ce qu'on ne pouvait guère présumer, que le cheval qui trotte ou qui galope digère beaucoup plus vite que le cheval qui reste au repos. » (Troisième volume des *Mémoires et observations sur l'Hygiène et la Médecine vétérinaire militaire.*)

Le but spécial de mon travail n'étant pas de mettre d'accord les agriculteurs, les vétérinaires et la commission de M. le ministre, ni cette commission et MM. Raynal et A. Goubaud, je laisse entre eux le débat, pour marcher plus droit à mon but. Pourtant je veux encore relever, en passant, un fait qui ne doit pas rester inaperçu. C'est l'étonnement manifesté par la commission ministérielle de voir le cheval digérant mieux par l'exercice que pendant le repos, *ce qu'on ne pouvait guère présumer*, dit le rapporteur. En effet, ceci semble en contradiction avec ce que la physiologie et l'hygiène enseignent relativement à l'homme, et surtout avec les observations de M. Beaumont, relativement à ses deux chiens de chasse. Mais ici, il faut bien le dire, la contradiction est plus apparente que réelle, et c'est peut-être l'occasion de faire remarquer, une fois de plus, l'absolue nécessité de ne pas se presser de formuler des règles générales que viennent, bientôt après, contrarier, sinon contredire, de nombreuses exceptions.

Dans l'appréciation de ce fait, il est bon de se rappeler que la structure et la capacité de l'estomac du cheval sont bien différentes de celui de l'homme ou du chien ; si bien que le cheval ne peut pas vomir et que sa digestion semble être bien plutôt intestinale que stomacale. Il faut noter de même que la capacité relative du tube intestinal par rapport à l'estomac n'est nullement non plus dans les proportions relatives des autres espèces. D'où il faut naturellement conclure que la physiologie de la digestion chez le cheval doit présenter des différences avec celle des autres espèces. Le temps consacré au repos ou bien à un exercice modéré chez l'homme et chez le chien, avant de se livrer à un travail actif, semble se rapporter entièrement au temps nécessaire à la première élaboration stomacale, qui est beaucoup plus importante chez ces deux espèces que chez le cheval, comme cela semble résulter de la différence de capacité de ce récipient et de la largeur de son ouverture pylorique.

Il ressort naturellement de là des considérations physiologiques et philosophiques d'un ordre beaucoup plus élevé, mais qui ne peuvent trouver leur place ici. C'est dans un travail spécial qui leur est réservé qu'elles paraîtront peut-être un jour.

Le sel marin, comme condiment, comme auxiliaire de la digestion, a été ailleurs et peut-être plus sérieusement étudié que sur les chevaux de l'armée.

Dans la séance académique du 21 août 1849, M. Orfila, tant en son nom qu'en celui de M. Mélier, lisait un rapport sur ce sujet, dont voici le résumé : « Les expériences de M. le docteur Plouvier, de Lille, ne laissent aucun doute sur le courage et le dévouement à la science qui distinguent ce médecin. Il en faut beaucoup pour se soumettre pendant sept cent trente-cinq jours, répartis dans vingt-cinq mois de trois années différentes, à un régime salé qui n'avait pas seulement l'inconvenient d'être désagréable, puisqu'il a conduit plusieurs fois à un état de souffrance auquel on a dû remédier par des émissions sanguines.

« Nous pensons, toutefois, qu'il est trop tôt pour conclure d'une manière générale sur la question du sel, qui est, du reste, à l'ordre du jour. Mais nous vous proposons de faire publier dans votre bulletin, comme une très-bonne pièce de l'enquête ouverte en ce moment, la partie expérimentale du Mémoire de M. Plouvier et ses conclusions. »

Voici maintenant les conclusions du travail de M. Plouvier :

« 1° Le sel, jusqu'à son entrée dans l'estomac, est un simple condiment ;

« 2° Dans l'estomac et les intestins, il est *réactif* et *décomposant* : il fournit de l'acide chlorhydrique libre, qui augmente la force du suc gastrique et de la soude qui s'associe à d'autres corps ;

« Il produit une plus grande quantité de chyle par son action sur le chyme ;

« Il est excitant des vaisseaux absorbants intestinaux ;

« 3° Il modifie avantageusement le sang en diminuant sa proportion d'eau ;

« 4° C'est l'agent principal de la dissolution de la fibrine et de l'albumine ;

« 5° C'est un des agents qui poussent à l'augmentation, à la création des globules ;

« 6° C'est un *coadjuteur* de la plus haute importance, de l'acte de l'hématose, un *aide* sans lequel le sang ne rougirait pas par le contact de l'oxygène de l'air ;

« 7° Enfin c'est un auxiliaire de grande valeur dans l'acte intime d'assimilation et de *désassimilation*. »

Encore une citation, et nous en aurons fini avec la première partie de ce travail, c'est-à-dire avec les expériences allopathiques et les opinions. Nous verrons après quel parti nous pourrons tirer de tout cela au profit de l'homœopathie ; nous verrons aussi tout ce qu'il peut y avoir de vrai et de bien fondé dans toutes ces allégations.

De l'emploi du sel marin dans quelques affections gastriques et intestinales, par M. Ch. Lasêgue.

« Voici d'abord comment on prépare ce médicament : dans un verre de capacité ordinaire, on fait dissoudre deux grammes de sel marin pour dix grammes d'eau environ. Au moment de s'en servir, on remplit le verre aux trois quarts avec de l'eau de Seltz, et on prend le tout avant que l'évaporation de l'acide carbonique ait eu le temps de s'opérer. Aucun malade n'a jamais répugné à se servir de cette préparation ; il n'existe ni soif exagérée, ni nausées, ni dégoût. On doit, en général, en ordonner deux ou trois verres, pris le matin à jeun et à un quart d'heure de distance.

« Les affections gastro-intestinales, pour être traitées par ce moyen, ne doivent pas présenter les phénomènes propres aux maladies aiguës. Voici quels phénomènes ils présentent d'habitude : douleurs sourdes, passagères, à l'épigastre ; tiraillements incommodes dans l'intervalle des repas, le matin surtout ; pesanteur après les repas, avec propension au sommeil, face rouge et peu chaude ; les vêtements serrés sont alors insupportables. Bouche brûlante ; appétit persistant. Cet état, ordinairement intermittent, dégénère quelquefois en une cardialgie vive, mais peu durable ; peu de troubles intestinaux. Le caractère prédominant, celui qui indique le plus l'emploi du sel marin, consiste dans des éructations insipides et inodores. Tel est ordinairement le début des dyspepsies chroniques. Le sel marin administré avec l'eau de Seltz fait assez promptement justice de ces gastralgies modérées.

« Voici des symptômes d'une autre nature contre lesquels le sel marin est encore bien indiqué : ce sont des gastralgies intermittentes auxquelles succèdent des diarrhées, peu abondantes, il est vrai, mais qui ne disparaissent qu'avec le retour des accidents gastriques qu'elles ont remplacés. Cet état maladif s'accompagne plus souvent que le précédent d'anorexie. Après plusieurs alternatives de symptômes cardialgiques et de diarrhée, celle-ci finit par passer à l'état chronique. Les purgatifs salins la suppriment assez bien ; mais, comme on ne peut les continuer toujours, ils n'amènent point de guérison complète. Le meilleur moyen à employer dans cette circonstance est l'usage du sel pendant quinze jours au moins.

« Il est enfin une autre circonstance où le sel marin rend d'assez bons services : c'est dans ces tuberculisations anormales, pendant le cours desquelles l'estomac fonctionne mal, les malades restent dans un état d'anorexie qui précipite leur fin. Le chlorure de sodium, préconisé déjà d'ailleurs parmi les palliatifs de la phthisie, est ici d'un excellent emploi. »

L'espèce d'enquête que je viens d'ouvrir ici nous place en face de trois ordres de faits bien distincts relatifs à l'emploi du sel de cuisine :

1° Son emploi comme réactif et comme condiment ;

2° Ses dangers comme agent toxique ;

3° Son utilité comme moyen thérapeutique dans une quantité de maladies.

C'est donc de ce triple point de vue qu'il nous faudra envisager et discuter ce précieux agent de la nature. Ici encore nous aurons à constater une fois de plus que presque tous les travaux pharmacologiques et thérapeutiques de l'allopathie, quand ils sont faits avec soin, deviennent, quoi qu'elle puisse faire, presque tous confirmatifs des assertions de la doctrine homœopathique.

Commençons d'abord par l'emploi hygiénique et culinaire du sel. Nous avons hâte de nous débarrasser de ce point, parce qu'il est le moins utile au but que nous nous proposons.

Personne, aucune doctrine médicale que je sache, ne conteste l'utilité d'une certaine quantité de sel dans l'alimentation. Mais de cette utilité unanimement concédée ressort-il nécessairement, logiquement, que toutes les conclusions données par M. Plouvier, de Lille, soient d'une vérité inattaquable? Passons-lui même que le sel modifie avantageusement le sang en diminuant sa proportion d'eau. Je ne vois pas trop la logique rigoureuse qui a présidé à cette affirmation ; car enfin, s'il faut se baser sur la propriété déliquescente du sel de cuisine, pour admettre qu'il puisse soustraire de l'eau au sang, on peut dire qu'en général il emprunte cette eau, non au sang avec lequel il n'a que des rapports ultimes, mais bien aux diverses espèces d'aliments dans lesquels on a coutume de l'introduire : car généralement on ne prend guère le sel en nature. Seconde objection : Puisque, une fois dans l'estomac et les intestins, il agit comme *réactif*, comme *décomposant;* puisqu'il fournit de l'acide chlorhydrique libre qui augmente la force du suc gastrique, et de la soude qui s'associe à d'autres corps (deuxième proposition de M. Plouvier): comment veut-on que le sel de cuisine, qui a subi cette décomposition chimique tout d'abord, conserve et manifeste encore ses propriétés physiques premières puisqu'il les a généralement perdues avant d'entrer dans l'estomac, et qu'il n'arrive dans cette cornue vivante que dans les meilleures conditions possibles pour y subir toutes les transformations qu'il y peut subir par la voie humide? Remarquons en passant que, dans beaucoup de cas, il ne faut pas spéculer sur la quantité totale de sel ajouté aux aliments, parce qu'il est tels de ceux-ci qui ont déjà dû faire subir à ce corps salin des transformations nécessitées par la présence d'autres corps avec lesquels un de ses éléments a pu avoir un degré d'affinité plus considérable.

Quatrième proposition : C'est l'agent principal de la dissolution de la fibrine et de l'albumine.

Cette propriété particulière qu'a le sel d'agir sur ces principes immédiats doit trouver bien peu à s'exercer dans l'estomac, en raison générale de la petite quantité qui y est introduite et en raison particulière de ce qu'une partie de cette quantité a déjà dû jouer un certain rôle au sein même de quelques aliments, et qu'une autre partie a dû fournir de l'acide chlorhydrique libre dans l'estomac et une certaine quantité de soude pour s'unir à d'autres corps. Il doit en rester bien peu pour la part de la fibrine et de l'albumine. Car enfin le sel n'est pas, que je sache, universel, et une si minime fraction a fort à faire pour répondre dignement à tant de phénomènes physiques, chimiques et dynamiques.

Nous savons bien qu'on nous opposera les diverses transformations du sel dans des réactions successives. Je veux bien admettre cette objection, pourvu qu'on me concède qu'il n'est pas encore, à cette heure, facile de voir bien clair dans cette énigme de modifications physiques et chimiques à travers une multitude d'organes doués de vitalité. C'est tout ce qu'on pourrait légitimement faire dans un laboratoire où les diverses cornues et récipients de toute sorte sont complétement neutres en face de tous les modes d'affinité.

Certainement je m'expose, en m'exprimant ainsi, à faire fulminer sur ma tête toutes sortes d'anathèmes. Enfin, je dis ce que je crois être la vérité; anathématise qui voudra.

On me dira bien encore que cette petite quantité est renouvelée plusieurs fois par jour; c'est vrai; mais il se retrouve constamment aussi de nouvelle eau, de nouvelle fibrine, de nouvelle albumine, soit dans la masse alimentaire, soit dans les différents sucs qui se renouvellent constamment dans les différents points du tube digestif, depuis son alpha jusqu'à son oméga, c'est-à-dire depuis son commencement jusqu'à sa fin.

Cinquième proposition : C'est un des agents qui poussent à l'augmentation, à la création des globules.

C'est possible ; je ne veux pas tout contester à M. Plouvier. Il l'affirme, je veux bien le croire.

Sixième proposition : C'est un *coadjuteur* de la plus haute importance de l'acte de l'hématose ; un *aide* sans lequel le sang ne rougirait pas par le contact de l'oxygène de l'air.

Voilà certes un rôle bien puissant et bien radical accordé au sel ; je me reconnais impuissant à prouver le contraire ; mais je prie qu'on n'exige pas de moi une foi en ce *coadjuteur* (non mitré) aussi absolue que l'affirmation ; je n'aurais pas le courage de la soutenir.

Passons sur la septième proposition et concluons avec M. Orfila qu'il est, à ce point de vue, « trop tôt pour conclure d'une manière générale sur la question du sel, qui est, du reste, à l'ordre du jour. »

Cette conclusion était formulée en 1849, et on peut dire que le sel est encore à l'ordre du jour en 1856.

DU SEL DANS L'ALIMENTATION DES BESTIAUX.

Je disais, il n'y a qu'un instant, combien l'usage du sel dans l'alimentation de certaines races domestiques avait fait de progrès. Cet emploi ne va pas en diminuant, malgré les conclusions contraires à cet usage formulées, en 1851, par le rapporteur de la commission nommée par M. le ministre de la guerre de cette époque.

Quelques années auparavant, sous le règne de Louis-Philippe, les chambres ont eu longuement à s'occuper de l'impôt sur le sel, et l'un des principaux arguments des orateurs hostiles à l'impôt se basait sur la nécessité de favoriser l'extension de l'emploi du sel dans le régime habituel des animaux domestiques.

Cependant, à cette heure même et malgré une expérience longue déjà, est-il parfaitement avéré, est-il démontré d'une manière irréfragable que le sel soit indispensable au régime des étables ?

Pour mon compte, je suis loin de le penser. Je sais bien ce qu'on raconte des cerfs du nouveau monde, qui vont lécher les parois des rochers où il s'est déposé du sel ou du salpêtre.

Peut-être les chasseurs de l'Amérique ont-ils raison. Mais peut-être aussi ces quadrupèdes des pampas et des forêts vierges de cet hémisphère enfant, si l'on en croit son vieux frère, ont-ils, dans ces contrées, des besoins inconnus à la plupart de leurs pareils sur notre vieux continent. Certainement c'est une fantaisie ou bien un régal que n'ont pas souvent la facilité de se passer les paisibles habitants des forêts de notre vieille Europe.

Y aurait-il une exception à faire en faveur de quelques ruminants ? J'aime mieux dire tout de suite que je l'ignore.

Peut-on arguer du goût de quelques-uns de ces individus pour le sel, les objets salés, le salpêtre ? Mais ne vaudrait-il pas autant dire qu'il faut nourrir les vaches avec du linge, parce qu'il y en a qui le mangent avec avidité ? Peut-être serait-il bien de recommander pour elles le régime des os. En effet, j'en ai vu qui les rongeaient avec bonheur. Ce que je sais à cet égard de très-certain, c'est que le paysan et le fermier s'empressent de débarrasser leur étable de ces exceptions ; ils rusent de leur mieux pour vendre ces phénomènes au pied fourchu, et ils se gardent bien de les acheter quand ils les connaissent.

Puisque je suis en veine de formules dubitatives, je hasarde encore un peut-être. Serait-on dénué de sens et de raison pour considérer les lécheurs de salpêtre, les mangeurs de linge et les rongeurs d'os de l'espèce ruminante comme des individus atteints de *pica*, comme on le fait pour tout individu de l'espèce humaine qui mange de la craie, du charbon, du marc de café, etc., etc. ?

D'un autre côté, qui empêche de considérer l'appétence remarquable des espèces bovine et chevaline pour le sel comme le fait d'une habitude contractée ? Vaut-il mieux pour le chien prendre du café et du *gloria* que sa nourriture habituelle, seulement parce qu'il a plu à son maître de lui en donner l'habitude, et que maintenant il n'en peut voir prendre sans en désirer ? L'habitude des liqueurs fortes et des drogues comme l'absinthe, le gin, le tabac sous toutes ses formes, ajoute-t-elle quelque qualité à celles dont l'homme abonde naturellement ?

Les espèces animales valent-elles mieux avec nos habitudes et ceux de nos vices que nous leur avons fait contracter qu'avec leurs goûts et leurs tendances naturels?

En général, dans ces sortes de faits, je préfère les enseignements de la nature aux inventions et aux soi-disant perfectionnements qui n'ont de valeur, de règle et de mesure que les caprices de certaines imaginations à détente sans frein (1).

> Il leur faut du nouveau,
> N'en fût-il plus au monde.

Mais, si je proclame les enseignements de la nature, c'est encore à la condition qu'ils seront interprétés et motivés avec toute la sagacité et tout le bon sens d'un observateur judicieux. Car on pourrait me dire que c'est la nature qui enseigne que certains ruminants lèchent les parois salpétrées, mangent le linge, rongent les os. On a bien dit que c'est l'hippopotame qui a enseigné à l'homme la pratique de la saignée, parce que des individus de cette espèce, plus ou moins galeux, ont été vus se frottant contre les angles de roches aiguës, jusqu'à ce que la brute eût fait jaillir le sang. De cette observation, on a vite conclu qu'il faut saigner l'espèce humaine quand elle est la proie de cette grande chose qu'on appelle *échauffement*, mot parfaitement burlesque, parce qu'il a autant de significations diverses qu'il y a de langues qui l'emploient.

Quand on veut tuer son chien, ne dit-on pas qu'il est enragé? Quand on veut saigner son homme, on lui dit qu'il est *échauffé*. Devant ce gigantesque épouvantail, combien j'ai connu de gens d'esprit qui étaient badauds!

Assez d'épisode; je reviens à mon sujet.

L'histoire nous dit-elle que, chez les Celtes, nos ancêtres, les chevaux fussent soumis au régime du sel? et pourtant elle nous dit qu'ils avaient surtout une belle race de chevaux, dont

---

(1) Beaucoup de gens pourront trouver ce jugement sévère; ce sont en général les abusés et tous ceux auxquels ces fantaisies rapportent. A ces derniers, cinq mots suffisent pour répondre : « Vous êtes orfévre, monsieur Josse. » Ceux-là ne vivent que des égarements de l'esprit humain.

on retrouve encore maintenant des descendants chez les peupl es scandinaves.

Je ne me souviens pas que le général Daumas, ni Abd-el-Kader, en aient rien dit dans ce qu'ils ont écrit si minutieusement à propos de la belle race arabe. Où trouver pourtant un plus beau, un plus noble coursier, pour la forme, pour la valeur, pour l'énergie, que dans la race chevaline arabe?

A-t-on vu et prouvé que le cheval normand ait, en général, dégénéré ou perdu quelque chose de sa juste et vieille réputation? Ce n'est que très-exceptionnellement pourtant, si quelques agriculteurs le mettent à ce régime. On pourrait en dire autant de beaucoup d'autres localités, tant en France que dans bien d'autres pays.

Je suis d'avis qu'il faut, autant que possible, soit dans l'élève, soit dans l'acclimatation d'une espèce, se rapprocher des habitudes que l'observation longue et judicieuse de la nature nous enseigne être le propre de chaque espèce. Toutes les inventions ne sont pas toujours des améliorations, si prônées qu'elles puissent être à titre de nouveauté ou d'intérêt !

Une autre considération semble avoir aussi servi de mobile et de passe-port à ce nouveau régime, c'est l'espoir qu'il deviendrait un des meilleurs moyens préventifs de ces terribles maladies dont le noble animal tombe trop souvent victime, je veux dire la morve et le farcin. Malheureusement ce n'a été là, je crois, qu'une amère déception. (Voir le rapport présenté à M. le ministre de la guerre en 1851, et dont j'ai cité précédemment les conclusions.)

On a dit encore que cela rendait le cheval plus vif, lui donnait plus de cœur, comme on dit, que cela lui faisait une robe plus fraîche, plus brillante ; sans doute souvent erreur ou illusion d'un enthousiasme aveugle pour la nouveauté. Cette circonstance peut fort bien s'expliquer ainsi : naturellement ceux qui soumettent leurs chevaux à ce nouveau régime les soignent avec plus d'attention, avec plus de zèle, avec tout l'amour que suscite la louable espérance d'un succès. Ce qui veut dire, si je ne me trompe : Donnez à votre cheval tous les soins et toute la qualité et quantité de nourriture que sa nature exige, accom-

1..

pagnez tout cela des ménagements qui sont dus à cet animal si utile, et vous le verrez bientôt aussi beau, aussi fier, aussi vigoureux que le comporte, pour chacun, l'espèce à laquelle il appartient. Je ne doute nullement que ceux qui voudront pratiquer la méthode que j'indique ne s'en trouvent anssi bien que leurs chevaux, et ne se décident bientôt à garder leur sel pour la cuisine. Innover est très-bien ; mais que d'innovations ont la durée de certains météores qui apparaissent subitement, traversent une bande du ciel et vont rapidement s'éteindre à l'autre extrémité !

La plus intéressante et la plus utile partie du sujet que je me suis proposé de traiter est, sans contredit, celle qui a trait à l'emploi du sel dans la thérapeutique. Nous aurons ici à passer en revue l'application qu'en fait l'allopathie dans différentes formes morbides, et à chercher comment et pourquoi elle a pu souvent en tirer de bons résultats. Nous aurons à voir si, là encore, comme presque toujours quand elle a de beaux succès, elle n'a pas fait de l'homœopathie sans le savoir. Nous aurons un guide certain pour juger et peser, c'est d'abord et surtout la matière médicale pure de Hahnemann, dont chacun a le droit et la possibilité, quand il le voudra, de contrôler l'exactitude. Puis nous aurons souvent aussi les propres expériences de l'allopathie, qui viendront confirmer l'œuvre de Hahnemann.

Le sel paraît avoir été employé avec avantage contre la kératite ulcéreuse chronique. Je relate ce que j'ai lu, sans commentaires. Je ne trouve dans la pathogénésie de ce médicament rien qui ressemble à la kératite ulcéreuse. J'y vois seulement beaucoup de symptômes qui se rapportent à la conjonctivite, à la blépharite, à l'amblyopie, etc., mais rien qui se rapporte à l'ulcération de la cornée. J'y trouve ceci :

Excoriation à la paupière inférieure droite. Ulcération prolongée et forte rougeur des paupières inférieures (1).

Je ne me crois pas autorisé à induire de ces symptômes la

(1) *Doctrine et traitement homœopathique des maladies chroniques,* par S. Hahnemann. Deuxième édition, tome III, p 59. Chez J.-B. Baillière.

possibilité de l'ulcération de la cornée par le fait du *natrum muriaticum*. L'analogie me semblerait trop forcée. A ceux qui voudront la hasarder, toute liberté.

On emploie le sel en lavement contre la constipation. Il peut agir et il agit ici en effet à forte dose par sa propriété excitante sur la muqueuse des dernières voies. Mais il peut aussi quelquefois guérir homœopathiquement certaines constipations, quand l'ensemble des autres symptômes du malade concorde avec ceux que le sel de cuisine produit sur l'homme sain, par rapport à cette fonction.

On trouve, en effet (*loc. cit.*), parmi les symptômes propres à ce médicament et relatifs à cette affection, les suivants :

Resserrement du ventre les premiers jours.

Selle dure, tous les deux jours seulement, et qui exige beaucoup d'efforts.

Selle dure, tous les deux ou trois jours, qui exige de grands efforts.

Selle dure et sèche, etc.

Fièvre intermittente, éternel sujet de discussion et de recherche. Pour les uns, depuis la découverte des jésuites, il n'y a que le quinquina, tant les autres remèdes accrédités avant lui se montraient souvent infidèles ; pour d'autres, malgré cet illustre fébrifuge, il y a encore lieu à chercher, car enfin, il a été bien souvent facile de se convaincre qu'il n'est pas encore la panacée antifébrifuge. Cependant l'illusion a été si puissante à son égard, que non-seulement il a reçu le nom de fébrifuge par excellence, mais encore on a trouvé qu'il n'était pas ainsi suffisamment honoré : alors on l'a décoré d'un titre plus élevé, plus général, celui d'antipériodique. La base du raisonnement qui a conduit là est on ne peut plus logique. Le quinquina étant un excellent fébrifuge et la fièvre étant une affection périodique, le quinquina doit guérir toutes les affections affectant la périodicité. Que de gens ont une logique aussi serrée que celle-là et qui ne sont pas, pour autant, plus attardés sur le chemin de la gloire !

Donc, le besoin de nouveaux fébrifuges se faisant sentir, on a été chercher le sel de cuisine. L'un des plus honorablement ardents à cette œuvre est un confrère que je cite ici avec bonheur comme un homme consciencieux, c'est M. Montdézert. Qui fut le premier à faire cette découverte en allopathie ? J'avance que je ne saurais le dire.

Voici les résultats fournis à l'homœopathie par l'expérimentation de ce médicament sur l'homme sain.

Fièvre peu après le dîner ; d'abord, accablement tel, qu'il ne peut se tenir sur ses jambes ; ensuite, dans le lit, froid très-intense ; puis chaleur modérée, et sueur pendant quelques heures.

Frisson, le soir dans le lit, avec tremblement et claquement de dents ; sans soif ni chaleur après ; deux soirs de suite.

Fièvre, avec mal à la tête, en s'éveillant, le soir, après un court sommeil ; d'abord froid, puis chaleur.

Grand froid, le soir ; forte chaleur pendant la nuit, et durant laquelle survient un violent prurit.

Fièvre, l'après-midi : froid, avec beaucoup de soif, sans chaleur ensuite.

Fièvre, le matin, à huit heures : d'abord grand froid jusqu'à midi, puis chaleur jusqu'au soir, sans sueur ni soif, avec grand mal de tête.

C'est assez de citations pour le but que je me propose sur ce point.

On voit qu'il ressort bien évidemment de ces quelques exemples :

1.° Que le sel de cuisine, administré à l'homme sain et étudié convenablement sur lui, est capable de produire la fièvre intermittente, c'est-à-dire celle qui est caractérisée par une marche en trois temps successifs auxquels on a donné le nom de stades ;

2° Que le phénomène de périodicité n'est pas marqué d'une manière nette et tranchée comme dans certains fébrifuges que j'appellerais volontiers typiques, le *quinquina*, par exemple, pour ceux du règne végétal ; l'*arsenic* pour ceux du règne minéral ; la *sépia* pour ceux du règne animal. Dans le sel de

cuisine on trouve que l'une de ces variétés de fièvre apparaît
au bout de six heures ; une autre fois le second jour ; avec un
autre caractère, deux soirs de suite ; enfin, il n'y a pas une
régularité bien marquée et bien soutenue. C'est bien de l'intermittence, mais sans périodicité fixe.

3° Un autre caractère de la fièvre intermittente du sel de
cuisine, c'est l'absence de soif pendant tous les stades. On y
trouve pourtant la soif indiquée aussi, mais une fois ou deux
seulement ; son véritable cachet pendant la fièvre, c'est l'adipsie.
Or, pour ceux qui ne croient pas avoir tous les caractères né-
cessaires pour déterminer un médicament quand ils ont acquis
la certitude de l'intermittence et de la périodicité, cette circonstance de l'absence de soif n'est pas indifférente ; de même
qu'il ne sera pas indifférent pour eux non plus de savoir à
quel stade appartient ce symptôme : si c'est au stade des fris-
sons, comme pour le *quinquina*, pour la *bryone*, pour l'*ipé-
cacuanha* et même le *sel de cuisine ;* car, lorsqu'on rencontre
la soif dans sa symptomatologie fébrile, c'est seulement pendant le froid. Pour d'autres médicaments, le besoin de boire
n'appartient qu'au stade de chaleur, comme pour la *belladone,*
la *bryone*, la *chamomille*, la *sépia ;* pendant la sueur, encore le
quinquina, le *mercure soluble ;* pendant les trois stades, la *noix
vomique*, le *foie de soufre calcaire ;* pendant le froid et la chaleur seulement : *capsicum, sépia,* etc. etc.

4° On doit noter encore l'heure à laquelle les symptômes se
produisent, non pas seulement pour savoir s'il convient d'ad-
ministrer le médicament immédiatement avant ou après
l'accès, ou bien dans tout autre moment ; c'est là le seul but
de l'allopathie ; si elle s'inquiète de l'heure, c'est pour la con-
venance de l'administration du médicament et non pas pour le
choix de celui-ci. D'abord, en général, elle ignore si les symptômes de tel ou tel médicament se développent de préférence
le matin, dans le courant du jour, le soir ou la nuit. Certainement que cette connaissance aurait frappé son attention et
qu'elle aurait cherché une explication à un pareil fait, et, en le
poursuivant, elle y aurait trouvé la clef qui ouvre beaucoup

d'autres arcanes. Il appartenait à l'homœopathie de s'en servir utilement.

Il est avéré que le sel de cuisine a pu guérir certaines fièvres; il est non moins certain qu'il en développe chez l'individu sain, avec certains caractères qui les différencient des analogues chez d'autres médicaments.

Tout le monde saura quelque jour que pas un médicament ne guérit, qu'il n'ait la propriété de produire dans l'organisme sain un état particulier de souffrance analogue à celui dont il débarrasse un malade. C'est à cette condition seul qu'il peut produire une réaction salutaire.

Continuons notre espèce d'enquête. On trouve dans les annales de l'allopathie des exemples de guérison de certaines affections gastriques et intestinales par l'influence du sel de cuisine. J'ai relaté précédemment les symptômes de ces affections contre lesquelles il s'est montré le plus souvent efficace. Il me reste à chercher ce que peut, en ce genre, le sel de cuisine expérimenté sur l'homme sain.

Sensation désagréable, sourde dans l'estomac, qui diminue en se baissant.

Douleur pressive et sourdement lancinante au creux de l'estomac.

Grand sentiment de faim, sans nul appétit.

Sentiment douloureux de faim, et cependant, dès qu'il mange un peu, il est rassasié.

Vif sentiment de faim, qui réveille le matin, avec agitation.

Pression et plénitude dans l'estomac, après le dîner.

Après avoir mangé, sensation de pesanteur et de cuisson dans l'estomac.

Après le dîner, propension à se coucher, somnolence et incapacité de penser.

Après le dîner, envie de dormir; mais il ne fait que s'assoupir.

En sortant de table, gonflement du ventre, chaleur au visage et assoupissement.

Forte faim toute la journée qui oblige à manger beaucoup.

Il mange beaucoup, ayant faim dès une heure après ses repas.

Trop d'appétit, le soir.

Douleur constrictive au cardia, par accès.

Spasme constrictif à l'estomac, à trois heures après midi.

Spasme d'estomac, vers le soir, pendant la nuit, et jusqu'au lendemain matin.

Éructations de temps en temps.

Éructation chaque fois qu'il prend quelque chose, ou au grand air.

Si l'on veut bien faire la part de la différence qui existe entre quelques expressions dont s'est servi M. Ch. Lasègne et celles dont Hahnemann a fait usage, ne dirait-on pas que c'est de l'imitation? M. Lasègne a été très-heureux en employant le sel de cuisine contre les affections dont il trace si bien le tableau, et sans doute il serait bien étonné s'il venait à lire la relation des symptômes que le sel de cuisine a pu produire dans des expériences directes.

Je ferai même remarquer que la différence dans l'expression ne constitue pas ici, à proprement parler, une différence dans la valeur, dans la signification pathologique du symptôme.

Ainsi l'expression : *tiraillements incommodes, dans l'intervalle des repas,* n'indique certainement pas un mode d'affection différent de celui qui est exprimé dans Hahnemann par ces mots : *grand sentiment de faim; sentiment douloureux de faim.* C'est bien là certainement la même chose qu'on entend exprimer tous les jours par ces mots : *J'ai des tiraillements d'estomac; l'estomac me tire; je meurs de faim; j'ai une sensation de vide dans l'estomac.*

Il y a encore le mot *cardialgie* qui n'a certainement pas ici une autre valeur que celle exprimée dans le texte hahnemannien par ces mots :

Douleur constrictive au cardia, par accès.

Spasme constrictif à l'estomac, à trois heures après midi.

Il ressort donc évidemment de ce rapprochement qu'il y a bien entre les symptômes pathologiques fournis par le malade et ceux donnés par le médicament qui a guéri ces mêmes symptômes une analogie très-surprenante et très-remarquable.

Voyons maintenant si elle va se continuer pour les autres sensations qui vont suivre et que le sel a pu également guérir.

Nous venons de citer quelques-uns des symptômes de gastralgie que fournit le sel de cuisine, il serait inutile d'en ajouter d'autres, variés dans les formes, mais indiquant la même chose au fond. Cette variété, si utile d'ailleurs, n'avancerait pas l'œuvre que nous nous proposons, dans le cas actuel. Ainsi passons aux symptômes du ventre.

Fréquentes petites selles dans la journée.

Forte envie d'aller à la selle; les matières sont féculentes.

Selle dure les premiers jours, molle les jours suivants, etc.

On trouve même dans le *Nouveau Manuel de médecine homœopathique*, de Jahr, ce symptôme au résumé du *natrum muriaticum* :

Relâchement prolongé du ventre.

Et dans Hahnemann :

Borborygmes dans le ventre pendant plusieurs semaines.

Pincement dans le haut du ventre, avec mal d'estomac.

Dans ces citations on ne trouve pas, il est vrai, les mots *gastralgies intermittentes*. Mais, pour quiconque voudra lire le travail entier de Hahnemann sur le sel de cuisine, dont je ne puis citer ici que des parcelles, il y trouvera facilement ce cachet d'intermittence, puisque des symptômes à peu près les mêmes se représentent à plusieurs reprises, après un certain nombre d'heures ou de jours. Il y a encore dans l'observation que je discute une certaine alternance entre les symptômes gastriques et les symptômes abdominaux. Ce phénomène d'alternance se trouve nettement exprimé en différents endroits de l'étude du *natrum muriaticum*, et ce n'est pas un caractère qui lui soit spécial, au contraire, car il y a très-peu de médicaments où cela ne se retrouve pas. C'est encore une magnifique analogie de plus entre ce pouvoir que possèdent tous les médicaments de créer chez l'homme sain des états pathologiques artificiels analogues à certains états pathologiques naturels, puisqu'il est vrai que, dans toutes les maladies, à peu près,

on rencontre ce phénomène d'alternance, si l'on veut bien
suivre leur évolution complète depuis le début jusqu'à la fin.
Mais ces considérations d'un ordre plus élevé trouveront mieux
leur place dans un autre sujet. Poursuivons sur le sel.

L'observation de M. Lasègue se termine en disant que le sel
convient aussi contre les tuberculisations anormales quand il
y a anorexie, que l'estomac fonctionne mal, ce qui précipite la
fin du malade. Le sel, dit-il, a même été préconisé comme un
palliatif de la phthisie.

On trouve dans les symptômes du sel, entre autres, ceux-ci :
Point d'appétit pour la viande.
Point d'appétit le soir.
Ni appétit, ni faim, sans mauvais goût dans la bouche.

Inutile de continuer les citations ; il suffit de celles-ci pour
montrer qu'ici encore le sel produit les symptômes qu'il peut
guérir. J'en dirai autant pour ce qui concerne la palliation de
la phthisie. Je ne veux pas ennuyer le lecteur par une prodi-
galité de citations. Je me contenterai de dire qu'on trouve dans
la symptomatologie du sel une quantité de symptômes de toux,
d'étouffement, d'expectoration, de douleurs, analogues à ceux
qu'on rencontre chez certains phthisiques.

Ceux qui suivent les journaux de médecine se rappelleront
avoir lu une observation de toux grave, opiniâtre, produite
chez le sujet de l'observation pour avoir couché pendant quelque temps dans une chambre qui avait servi de magasin à sel
et qui n'avait pas été suffisamment purgée de ce produit. Il
m'est impossible de me rappeler dans quel recueil j'ai lu cette
observation, mais d'autres, qui ont meilleure mémoire que moi,
s'en souviendront. Je regrette de ne pouvoir mettre sous les
yeux du lecteur les symptômes signalés, ils auraient parfaitement corroboré les enseignements de l'homœopathie.

Ce médicament est également quelquefois employé avec succès contre certaines ophthalmies chroniques, d'après les journaux allopathiques. Je pourrais citer beaucoup de symptômes
du sel qui se rapportent tous à ce genre d'affection. C'est un
fait très-remarquable et dont on se convaincra facilement en
jetant les yeux sur la *Matière médicale* de Hahnemann.

DU SEL COMME AGENT TOXIQUE.

Il me reste maintenant, avant de formuler les conclusions qui ressortent tout naturellement de cette étude, à comparer les symptômes fournis par le sel dans quelques expériences sur les animaux, avec les symptômes recueillis par les expérimentateurs homœopathistes.

En commençant ce travail, j'ai rapporté les expériences de MM. Raynal et Goubaud ; je me contenterai donc d'inscrire ici les symptômes indiqués par la pathogénésie du sel et qui se rapportent à ceux fournis par les deux expérimentateurs que je viens de nommer. Chacun pourra facilement comparer.

Nausées à vomir, avec excrétion abondante de mucosités.

Nausées à vomir, avec tournoiement dans l'estomac.

Nausées, après des pesanteurs d'estomac, à la suite des repas, puis vomissement, d'abord d'aliments, ensuite de bile, avec tranchées dans le ventre.

Diarrhée comme de l'eau.

Selle mêlée de sang.

Tranchées avant d'aller à la selle.

Accès de grande excitation ; anxiété extrême, fourmillement au bout des doigts, dans les mains et dans les bras, etc.

Tressaillements dans les membres ; les deux bras sont projetés en avant.

Tressaillement dans un membre ou dans l'autre, quand il veut écrire.

Sursaut de tout le haut du corps, l'après-midi, étant couché.

Tressaillements çà et là dans les muscles.

Pendant quelque temps, il éprouve la sensation comme d'un accès d'épilepsie.

Syncope pendant une demi-heure.

Accablement général, par exemple en remuant les bras.

Faiblesse extrême.

Détente des forces morales et physiques.

Si, à l'autopsie, on trouve l'intestin rempli de mucosités,

souvent sanguinolentes, serait-ce beaucoup forcer les analogies que de rapprocher de ces lésions les symptômes suivants tirés de la *Matière médicale* de Hahnemann :

Pincements fréquents dans le rectum, avec besoin d'aller à la selle; mais il ne sort que des vents et des mucosités.

Prolapsus du rectum et ardeur à l'anus, avec écoulement abondant de sanie sanguinolente.

Nous n'avons pas, il est vrai, l'autopsie cadavérique pour prouver que ce sang, que ces mucosités, occupent dans l'intestin quelques points plus élevés que le rectum; mais les coliques de différente nature, les tranchées, les douleurs pressives, les élancements dans le ventre, les douleurs dans le ventre en marchant, les pincements, les tiraillements dans différents points du ventre, ne sont-ils point des indices suffisants pour autoriser à penser que l'analogie que je viens d'indiquer n'est pas dénuée de tout fondement?

Le rapprochement serait certainement encore plus frappant si les expérimentateurs allopathistes ne s'étaient pas contentés, comme toujours, de termes si généraux, qu'ils restent forcément dans un vague déplorable. Que signifient, par exemple, ces expressions : « Le sel marin, dans les voies digestives, a une action semblable à celle des émétiques; en second lieu, le sel agit comme drastique. » Cependant les vrais observateurs savent très-bien que le mode d'action de tous les émétiques n'est pas identique et qu'il n'est pas toujours indifférent de se servir de l'un ou de l'autre. On en peut dire autant de l'action des drastiques. Il y a cependant une différence et pour le temps et pour la durée, et pour l'étendue et pour les résultats de leur action. Si, au lieu de ces expressions si génériques et si regrettablement sommaires, on eût recueilli minutieusement chaque symptôme présenté par l'animal intoxiqué, l'ordre d'évolution, la durée, les alternances, combien ces observations seraient plus profitables à la science, et combien aussi les rapprochements que je fais et les analogies qu'on en pourrait déduire seraient plus parfaits!

Heureusement, malgré ces lacunes, la thérapeutique peut encore progresser.

Qu'on rapproche encore des lésions trouvées dans la vessie et les reins les symptômes suivants :

Envie d'uriner sans émission.

Fréquentes envies d'uriner, toutes les demi-heures.

Fréquentes et abondantes émissions d'urine chaude.

La nuit il urine souvent, et éprouve aussi de faux besoins.

En urinant, cuisson dans l'urètre.

En urinant, ardeur dans l'urètre.

La nuit il urine souvent, et éprouve aussi de faux besoins.

Pression sur la vessie hors du temps d'uriner.

Envies d'uriner, parfois si pressantes, que l'urine est au moment de s'échapper involontairement.

Émission involontaire de l'urine en marchant.

Après avoir uriné, comme contraction spasmodique dans l'hypogastre, pendant cinq minutes.

Urine trouble et blanche, après des pincements dans l'urètre.

Urine qui dépose bientôt un sédiment briqueté.

Sable rouge dans l'urine, etc., etc.

Qu'on veuille bien jeter un coup d'œil sur la longue série de symptômes qui se rapportent à la tête, et on verra s'il n'est pas logique de soupçonner la possibilité des lésions que l'anatomie pathologique révèle du côté du cerveau et de ses enveloppes, quand l'expérience est poussée assez loin pour tuer l'animal.

Je ne puis analyser et citer continuellement, il faut bien que je laisse quelque chose à faire à l'intelligence du lecteur curieux et studieux.

On a encore employé le sel marin contre la paralysie, contre certains engorgements chroniques du foie, contre certaines affections cutanées....

Dans la paralysie, on en met dans la bouche du malade, on l'administre en lavement ; dans ces deux conditions il agit comme excitant et peut provoquer des évacuations alvines incontestablement utiles ; mais n'agit-il que de cette façon ?

Voici ce qu'on lit dans sa pathogénésie :

Une moitié de la langue est comme roide et engourdie.

Fourmillement dans la langue, qui est comme engourdie.

Langue pesante.

.... Le bras s'engourdit et le fourmillement remonte jusque dans le cou, aux lèvres et à la langue, qui devient comme roide, avec douleur térébrante dans une dent ; puis faiblesse de la tête et de la vue ; la jambe s'engourdit aussi.

Plusieurs symptômes de ce médicament appartiennent manifestement à une certaine forme des affections hépatiques.

Plusieurs autres se rapportent à certaines affections de la peau, et plus particulièrement à une espèce d'éruption miliaire et à l'urticaire.

Des rapprochements que je viens de faire, il doit sembler fort remarquable qu'il se trouve un rapport si frappant entre les symptômes toxiques fournis par le sel, les symptômes recueillis par Hahnemann dans des expériences sur l'homme sain, et enfin les symptômes de différents états morbides guéris victorieusement par le sel.

Ces faits, si surprenants quand on les entend raconter ou quand on les voit pour la première fois, pourraient être renforcés de centaines d'autres pareils. Et, comme ils ne manquent jamais de se représenter chaque fois qu'on interroge la nature et l'expérience faite consciencieusement, sans préjugés, ou tout au moins sans parti pris, il en résulte que c'est avec toute la sagacité et avec toute la raison du génie que Hahnemann a entrepris et mené à bonne fin ces innombrables expériences qui font de son merveilleux travail une œuvre tellement colossale, qu'elle était bien en droit de servir de base et de solide fondement à une médecine nouvelle.

Autorisé par de tels faits, il est venu à son tour proclamer ce principe qui ne pouvait plus alors ni s'oublier, ni tomber, parce qu'il ne reste plus à l'état d'intuition du génie, à l'état de révélation ; mais parce qu'il repose sur des assises d'une solidité qui peut défier les siècles ; parce qu'il s'est incarné dans des faits qui lui servent de support et qui le rendent évident aux yeux de tous.

La loi *similia similibus curantur* ne peut donc plus disparaître comme elle l'a fait tant de fois malgré le génie des hommes qui l'avaient déjà proclamée à travers les siècles, depuis Hippocrate jusqu'à Paracelse ; depuis saint Grégoire le Grand (1) jusqu'à saint François de Sales.

Elle ne peut plus disparaître, parce que l'immortel Hahnemann lui a fourni le moyen de rendre témoignage d'elle-même, de la manière la plus évidente, aussi bien aux yeux des plus incrédules qu'aux yeux des plus croyants. Il lui a donné la possibilité de se manifester à chaque instant, par le moyen des organes qu'il a su lui créer. La loi des semblables est l'expression sommaire d'une force que la découverte de l'expérimentation pure des médicaments a, pour ainsi dire, revêtue d'organes qui lui servent à manifester tous ses modes de puissance sur tout organisme vivant.

Ce que j'affirme ici ne saurait plus être révoqué en doute par personne, si chacun veut bien réfléchir que l'étude qui m'occupe en ce moment peut être faite sur toutes les substances médicamenteuses, sans qu'une seule puisse être trouvée échappant à la nécessité de produire sur l'*homme sain* tous les différents modes de souffrance qu'elle guérit chez l'*homme malade*.

Cette expérience a déjà tant de fois été répétée depuis bientôt trois quarts de siècle, que le fait qu'elle démontre ne peut plus être nié, sinon par ceux qui ferment les yeux pour ne pas voir, qui se bouchent les oreilles pour ne pas entendre, ou qui laissent leur intelligence s'engourdir pour ne pas comprendre.

Si donc tous les médicaments sont dans le même cas, et si les conséquences que j'en tire ne sont pas vraies, messieurs nos adversaires, quelles conséquences autres en tirerez-vous, je vous prie ? J'attends votre mot ; car, remarquez-le bien, votre silence n'est ni une réfutation ni une preuve, si ce n'est celle de l'impuissance et de la défaite.

Dans les pages qui précèdent, je n'ai pas eu l'intention de tracer le tableau complet des différentes maladies dont j'ai parlé, j'ai voulu seulement suivre, symptôme à symptôme, les

____

(1) *Homœopathie et allopathie*, par le docteur de Parseval, p. 497.

observations que j'ai rapportées et en rapprocher ceux fournis par le sel marin. J'ai voulu encore rapprocher certains traits de la pathogénie fournie par cet agent minéral, des accidents recueillis à la suite des intoxications qu'il peut produire. J'ai pris seulement ce qui était utile aux besoins de ma thèse, pour en tirer les conclusions suivantes :

CONCLUSIONS.

I

Après les faits que j'ai rapportés, ainsi qu'après l'étude sérieuse et comparative des expériences contradictoires faites sur le sujet qui m'occupe, je crois être suffisamment autorisé à conclure :

1° Que la saumure n'est pas plus toxique que le sel lui-même ;

2° Que ce soluté ne peut être considéré comme un poison; car il est si fréquemment employé dans nos campagnes, qu'il ne serait bruit que des accidents produits quotidiennement par lui s'il était réellement un agent aussi dangereux qu'on l'a prétendu ;

3° Que, si l'on a pu recueillir quelques accidents survenus à la suite de son emploi, c'est ailleurs que dans le sel même qu'il faut en chercher la cause; peut-être est-ce dans la fermentation de certaines parties de viande insuffisamment salées; dans la mauvaise qualité ou dans la frelatation du sel ;

4° Que la saumure, pas plus que le sel, ne sont nuisibles à ceux qui en usent, si ce n'est par leur impureté, leur frelatation ou leur excès.

II

Chacun sait l'importance qu'il faut attacher aux jugements de l'Académie, qu'elle protége, condamne ou proscrive ; beaucoup de faits dans les sciences, dans les arts, dans l'industrie, et des plus puissants et des plus vivants, pourraient en témoigner. Enfin, l'humanité, même sa portion la plus savante, n'a pas l'infaillibilité, ce n'est pas là que repose doucement ce don de Dieu. Donc, servons-nous des jugements de l'Académie en ce qu'ils valent et pour ce qu'ils valent. Pour ce qui se rapporte à mon sujet, il appert de son jugement :

1° Que l'addition du sel marin dans la ration quotidienne des animaux n'est point, sinon justifiée, au moins indispensable ;

2° Que le sel marin n'est aucunement un préservatif contre l'invasion si redoutable de la morve, du farcin, etc. Jugement entièrement corroboré par les expériences pures de Hahnemann sur le même agent. En effet, on ne trouve dans aucun de ses symptômes rien qui se rapporte à ces deux maladies contagieuses; ce serait ailleurs et surtout, peut-être, dans l'arsenic qu'il faudrait aller chercher un agent, sinon préservateur, au moins capable de guérir une partie de ces affections à l'une de leurs périodes. Je sais bien que dans ces deux affirmations je me place à un point de vue qui n'est pas celui de la médecine ordinaire; mais la médecine ordinaire, n'étant pas parfaite encore, que je sache, peut bien aller quelquefois puiser à d'autres sources. Elle l'a déjà fait de temps en temps pour donner ensuite comme nouveauté des choses contenues tout au long et bien plus complètes dans Hahnemann. D'autres confrères ont eu, comme moi, le bonheur de l'en remercier à l'occasion.

On sait d'ailleurs que, jusqu'à ce jour, tous les agents vraiment préservateurs d'une maladie quelconque ont la remarquable propriété de produire sur l'homme sain des symptômes et des états morbides au moins très-rapprochés des affections dont ils ont la puissance de préserver; exemples : le vaccin, qui donne des pustules varioliques; la belladone qui produit si bien l'éruption scarlatineuse, etc. etc.

Or le sel, d'après des expériences concluantes, ne produit rien qui ressemble à la morve ou au farcin, donc il est inutile au cheval et à l'homme sous ce rapport.

III

Si j'ai eu le talent de me faire suffisamment comprendre, on a pu voir, dans le cours de cette étude, que partout où le sel de cuisine s'est montré utile comme agent curatif, il s'est également montré puissant à produire, dans l'expérimentation sur l'homme sain, des symptômes analogues à ceux qu'il peut guérir. Serais-je téméraire en demandant que tous ceux qui se sont donné la plus haute mission et le plus religieux devoir, celui de guérir les souffrances de leurs semblables, veuillent bien prendre en très-sérieuse considération ce que je viens de dire de la puissance du sel à produire sur l'homme sain les états morbides qu'il peut guérir sur l'homme malade? Ai-je besoin de faire remarquer que ce n'est pas là un fait particulier à une seule substance médicamenteuse, mais bien une règle invariable et vérifiée déjà si souvent pour un nombre assez considérable de substances, qu'il n'est plus possible d'en mettre en doute la réalité.

Quel médicament guérit plus sûrement la scarlatine lisse que la belladone? Quel médicament produit plus remarquablement cette affection chez les enfants? Quel autre guérit mieux et plus vite l'érysipèle simple de la face? Mais quel autre aussi que la belladone en reproduit mieux l'analogue chez l'homme sain?

Le *rhus toxicodendron* ne guérit si bien l'érysipèle vésiculeux qu'à cause de sa merveilleuse propriété de le produire.

Pourquoi le mercure guérit-il certaines affections contagieuses? Pourquoi le soufre guérit-il certaines formes psoriques; la sépia certaines fièvres intermittentes, plusieurs incommodités chez les femmes? Pourquoi l'opium débarrasse-t-il de certaines constipations, le café de certaines insomnies? Demandez tous ces pourquoi à l'expérimentation pure, et vous aurez toujours une réponse catérogique. J'en pourrais citer cent autres dans le même cas.

Quoiqu'il soit de mode aujourd'hui que ce soit là l'esprit actuel de l'enseignement officiel et qu'on se vante de ne trouver d'indications thérapeutiques positives que dans le domaine de la chirurgie et de l'obstétrique, l'homœopathie prouve tous les jours que la médecine proprement dite a aussi ses indications positives, non moins vraies et non moins sûres que celles fournies par la chirurgie et l'art des accouchements.

On est aujourd'hui (et c'est là le grand mérite de l'école allopathique) le plus anatomiste et le plus pathologiste possible ; mais on est très-peu médecin, c'est-à-dire thérapeutiste. A part quelques noms qui sont déjà d'une autre génération, ce que je dis ici est un fait général. On est très-savant, mais de la science qui permet d'être académicien et non guérisseur. On raisonne beaucoup, on monte même pour cela sur de grandes échasses ; mais c'est presque toujours pour arriver à la négation. Enfin on est éclectique quand on ne peut pas douter de tout.

N'a-t-on pas vu l'an dernier l'Académie discuter pendant de longues semaines la valeur du séton en thérapeutique, quoique chacun de ses membres l'emploie tous les jours ? N'a-t-on pas entendu à ce sujet les négations les plus hardies à côté des affirmations les plus omnipotentes ? Mais de bonnes, de saines raisons, une logique vraiment physiologique, point, ou très-peu pendant longtemps. Il a fallu que ce fût un vétérinaire, homme vraiment savant et pratique, qui vînt prouver à l'Académie allopathique qu'elle ne manquait pourtant pas d'excellentes raisons pour défendre un des plus grands abus de sa pratique. Car je ne défends pas le séton. La science actuelle, la vraie science, n'a pas besoin d'écorcher ses malades pour les guérir. Elle ne repousse, elle ne nie aucune des indications anatomiques, physiologiques et pathologiques ; mais elle croit aux indications thérapeutiques, elle les enseigne et les prouve tous les jours ; c'est ce qui lui donne sa supériorité logique et pratique.

Plus elle avance dans les sentiers nouveaux, plus elle reconnaît que tous les médicaments qui guérissent ont la propriété de produire sur l'homme sain des états morbides analogues à ceux qu'ils guérissent chez le malade.

De là la nécessité d'expérimenter tout médicament sur l'homme sain avant de savoir quelque chose de lui, ce qui vaut mieux que de perdre son temps en longues tartines et quelquefois en volumes spécifiques, comme on l'a fait pour le quinquina, par exemple, afin de prouver... quoi? la brillante imagination des auteurs, voilà tout. Mais que peuvent prouver ces longues et fastueuses élucubrations en face de l'expérimentation pure?

De la première méthode sortent facilement de nombreuses indications thérapeutiques presque constamment fausses et qui font le désespoir des jeunes praticiens; de la seconde, c'est-à-dire de l'expérimentation pure, sortent avec une évidence mathématique d'abord la loi de similitude, *similia similibus curantur*, ensuite des indications thérapeutiques toutes basées sur cette loi qui n'a de cause d'erreur que l'imperfection de nos sens et de notre jugement. Il y a des yeux mal organisés pour différencier les couleurs, des oreilles malheureuses pour saisir la valeur des sons; il y a aussi des intelligences vicieuses à l'endroit des jugements. Mais ici, la base étant certaine et non imaginaire, l'erreur peut toujours être démontrée.

On peut de même toujours montrer pourquoi tel médicament peu connu ou d'une mince réputation en thérapeutique, comme le sel, par exemple, a pu guérir tel état morbide contre lequel un ou plusieurs médicaments, dits héroïques, avaient pu laisser échouer leur haute réputation.

L'expérimentation pure, appliquée comme nous l'avons montré pour le sel, a bien encore un autre mérite : c'est de faire voir très-nettement que tous les médicaments proclamés héroïques par l'ancienne médecine ne sont vraiment que des héros de mythologie.

Otez la fable, ils ne sont plus que de pauvres bourgeois agissant tout comme les autres, n'ayant ni un bras, ni un œil, ni une faculté de plus que le commun des végétaux. Ce n'était là qu'une question de voile ou de piédestal. *Ab uno disce omnes.*

Le mérite ici se juge à la capacité. Plus la sphère d'action d'un médicament est étendue, plus sa durée d'action est longue, plus sa valeur est grande. Mais pas de héros de convention; tous sont égaux devant l'expérimentation pure. C'est la même école pour tous, tant pis pour ceux dont les facultés sont d'un titre inférieur. Le contrôle infaillible prend la place de la convention.

A cette école, beaucoup, qui seraient restés très-petits sur la foi de la convention, sont devenus très-grands; beaucoup, qu'on s'était plu à élever sur le pavois avec un enthousiasme d'occasion, sont restés petits. Voyez ce qui a lieu pour le sel commun. Très-petit d'abord, ce n'était qu'un simple condiment; puis on a trouvé et on a trop crié que c'était un agent toxique; puis on l'a soumis à l'expérimentation pure, qui est l'enseignement intégral, la véritable école professionnelle des médicaments, et là il a révélé toutes ses vocations, toutes ses aptitudes, il a monté d'un degré de plus dans l'échelle des dignités par sa valeur; il est devenu agent médicamenteux d'une assez notable importance.

Quand fera-t-on passer par la même école ce grand drôle d'une si haute, si vieille et si universelle renommée qu'on appelle la thériaque! Je voudrais bien voir soumis à cette épreuve tous les quartiers de son blason et savoir combien il lui resterait de couronnes. J'espère qu'il se trouvera bien un jour quelqu'un pour me faire ce plaisir.

Le sel de cuisine est donc un utile condiment, un poison quand on l'emploie maladroitement, à trop forte dose, et un médicament assez précieux.

Il est loin d'être prouvé qu'il soit utile dans le régime des animaux domestiques, excepté peut-être pour la chèvre.

Dr Lebouché

PARIS. — IMP. SIMON RAÇON ET COMP., RUE D'ERFURTH, 1.